在宅緩和ケアにおける

PCAポンプ 実践ハンドブック

疼痛コントロールのための 使いこなしテクニック

とくひさ中央薬局 在宅医療部

フジメディカル出版

はじめに

　当薬局では2013年より在宅医療支援事業に取り組んでまいりました。活動開始当時、石川県におけるがん患者の在宅看取り率は約5%と報告されていました。この数字は、全国的に見ても低い値であり、がん終末期状態にある県民が、自ら療養場所を自由に選択できるとは言い難い状況でした。そこで、われわれは在宅療養下にある患者に対する、終末期の苦痛緩和の質向上は喫緊の課題と考え、薬剤師独自の視点から在宅医療における麻薬注射剤投与の普及に力を入れてきました。

　PCA（patient controlled analgesia）ポンプは医療用麻薬注射剤の投与に利用される注入ポンプです。われわれは、在宅医療におけるがん終末期の緩和ケアを普及させるためには、この医療機器の利用を、いかに普及させるかが一つの大きなポイントになると考え、PCAポンプのレンタル業務を開始しました。現在、3種類・計12台のポンプを医療機関向けにレンタルしています。そのなかで、在宅医療におけるPCAポンプの管理には様々な課題があることがわかってきました。現時点でも、在宅でPCAポンプを円滑に利用できない事例や、PCAポンプを利用していることが原因で、退院困難となる事例は多く存在すると推測されます。

　そこで本書では、PCAポンプの在宅管理に関して、これまでに医療従事者から寄せられた疑問とその解決方法についてQ&A方式でまとめることとしました。本書をPCAポンプ利用患者に対する在宅療養支援にお役立ていただければ幸いです。

2021年10月

とくひさ中央薬局 在宅医療部

目　次

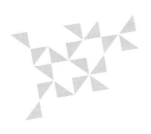

<謹告>

本書記載の機器および薬剤の使用に当たっては最新の添付文書を十分確認してください。

また、本書の記述の一部にメーカー推奨ではないものが含まれています。

PCAポンプとは？

　がん性疼痛の緩和を目的に処方される医療用麻薬注射剤の投与に利用されるのがPCAポンプです。PCAとはpatient controlled analgesia（患者自己調節鎮痛法）の略です。PCAポンプは24時間持続的に注射薬を投与する持続投与機能と、突出痛などの際に追加投与可能なレスキュー投与機能を併せ持ちます（**図1**）。患者が自ら突出痛に対処できることから、良好ながん性疼痛マネジメントが期待できます。

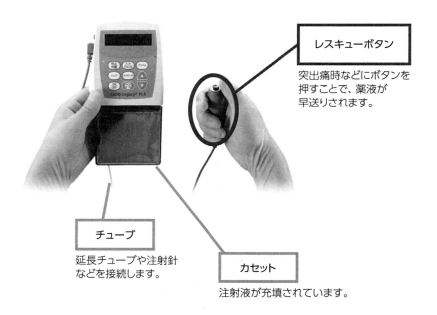

レスキューボタン

突出痛時などにボタンを
押すことで、薬液が
早送りされます。

チューブ

延長チューブや注射針
などを接続します。

カセット

注射液が充填されています。

◆**図1**

PCAポンプの種類は？

　典型的なPCAポンプについて比較して紹介します（**図2**）。

　機械ごとに薬液充填可能な容量や機械の設定方法など、様々な違いがあります。使用できるPCAポンプに複数の選択肢がある場合は、症例ごとの薬剤投与量や使用状況によって、適切なPCAポンプを選択します。ここでは、CADD Legacy® PCA（Model6300、スミスメディカル・ジャパン株式会社）、CADD® Solis PIB（スミスメディカル・ジャパン株式会社）、テルフュージョン®小型シリンジポンプ（TE-361、テルモ株式会社）、クーデック® エイミー® PCA（大研医器株式会社）について、各社資料を添付しました（**図3～6**）。

　在宅医療者がPCAポンプを採用・購入する場合は、各地域の主要医療機関で普及・採用されているポンプを事前に把握して採用することで、円滑な在宅利用や退院支援に活用できます。例えば筆者らの地域では、CADD Legacy® PCAおよびテルフュージョン®小型シリンジポンプが多くの医療機関で採用されており、機能、仕様、ランニングコストなどの相違点を把握したうえで、症例ごとに使い分けています。

＊ CADD Legacy® PCAおよびテルフュージョン®小型シリンジポンプ（TE-361）は2021年に製造販売が中止される予定です。以降はそれぞれ後継機のCADD® Solis PIBポンプおよびTE-362への移行が主な選択肢となります。

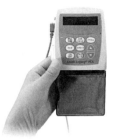

長所
・薬液充填カセットの容量が選択できる。
　(50,100,250 mL)
・持続投与量とレスキュー投与量を個別に設定できる。
・電池が長寿命のため電池交換を頻繁に実施しなくて
　も良い。

短所
・専用カセットやルートが高価。
・機械の操作方法やカセットへの薬液充填が比較的難
　しい。

CADD Legacy® PCA
(Model6300、スミス
メディカル・ジャパン株式会社)

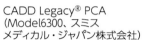
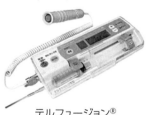

長所
・薬液充填は5 mL、10 mLシリンジを使用するため安価。
・機械の操作設定方法が比較的簡単。
・薬液充填が比較的簡単。

短所
・薬液充填可能容量が10 mLまで。
・毎日電池交換をする必要がある。
・レスキュー投与量を個別に設定できない(持続投与
　量の1時間分で固定されている)。

テルフュージョン®
小型シリンジポンプ
(TE-361、テルモ株式会社)

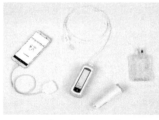

長所
・薬液充填カセットの容量が選択できる。
　(50,100,300 mL)
・持続投与量とレスキュー投与量を個別に設定できる。
・持続・間欠・プログラム投与機能がある。

短所
・専用カセットやルートが高価。
・設定にスマートフォンと専用アプリによる操作が必要。

クーデック®エイミー®PCA
(大研医器株式会社)

◆図2

携帯型精密輸液ポンプ 持続PCAタイプ	
品番	21-6300-09
品名	CADD Legacy PCAポンプ

販売名：デルテックポンプ CADDシリーズ
承認番号：16300BZY00148000

[仕様]

ポンプ方式	フィンガー・ペリスタティック
寸法	112mm×95mm×41mm（本体、突起物を除く）
重量	392g（単三電池2本、空の100mLメディケーションカセットを含む）
使用温度	+2℃〜+40℃
送液精度	±6%（当社規定条件下による）
閉塞検知	179.3±96.5kPa（26±14psi）
気泡検知	0.250mL以上（Low設定）0.100mL以上（High設定）
分解能	0.050mL/ストローク（専用セットを使用した通常の状態で）

[電気的定格／保護の型式]

直流電源	3V（単三形アルカリ乾電池×2本）
電池寿命	約14日間（10mL/日で送液した場合）
ACアダプタ	100V、50/60Hz、8VA、出力8V、300mA
機器の分類	内部電源機器およびクラスⅡ機器、CF形、IPX4（防沫形）

[設定範囲]

薬液量	1〜9999mL、OFF（1mL Step）
投与単位	mL、mg、μg※
設定濃度	mg/mL：0.1、0.2、0.3、0.4、0.5、1、2、3、4、5、10、15、…95、100 μg/mL：1、2、3、4、5、10、15、…95、100、200、300、400、500
投与速度	0〜50mL/時（0.1mL Step）
ドーズ量	0〜9.9mL/時（0.05mL Step）
ロックアウト時間	5分〜24時間（5〜20分：1分間隔、20分〜24時間：5分間隔）
ドーズ時間有効回数	1〜12回
有効ドーズ回数表示	0〜999回
総ドーズ回数表示	0〜999回
総投与量表示	mL/μg：0〜99999.95（0.05Step） mg：0〜99999.99（0.01Step）
随時投与量	0.05〜20.00mL（注入速度125mL/時）

※本体液晶画面にはmcgと表示されます

◆図3 CADD Legacy® PCA

（製品ホームページより）

品番	21-2111-0300-09
製品名	CADD Solis PIBポンプ
内容品	CADD®-Solis PIB本体1台、Solis用リモートドーズ コード1本、鍵、単三形アルカリ乾電池4本

ポンプ方式	フィンガー・ペリスタティック
寸法	127mm×102mm×41mm (カセット、付属品を除く)
質量	595g (単三形アルカリ乾電池4本を含む)
注入精度	±6%以内
電気的定格	直流電源：6V (単三形アルカリ乾電池×4本) 3.7V (充電式バッテリパック) ACアダプタ (100V、50/60Hz)：入力7V±10%、3A
単三型アルカリ乾電池 の寿命	124時間 (持続投与5mL/hr、バックライト照度3の場合)
気泡検出	低感度：0.40mL以上 高感度：0.15mL以上 累積気泡：1.0mL以上
閉塞検出	124.1±62.1kPa
アラーム機能	気泡検出、電圧異常、輸液セット異常、下流閉塞、 上流閉塞、キーパッド異常、薬液低下、薬液量ゼロ、 ポンプ停止
動作条件	温度：+2℃〜+40℃ (結露なきこと)
保管条件	温度：−20℃〜+60℃ 湿度：20%〜90%
機器の分類	保護形式：内部電源機器及びクラスⅡ機器 保護程度：CF形装着部又はBF形装着部 水の侵入に対する保護程度：防沫形 (IPX4)

投与予定量 (リザーバ容量)	0〜9999mL
薬液設定単位	ミリリットル (mL) ミリグラム (mg) マイクログラム (mcg)
持続投与速度	0〜100mL/hr (mgまたはμg相当量)
PCAドーズ	0〜50mL (mgまたはμg相当量)
PCAロックアウトタイム	1分〜24時間
間欠投与	0〜50mL (mgまたはμg相当量)
間欠投与間隔	1分〜4時間
初回間欠投与遅延時間	0分〜4時間
随時投与量	0〜50mL (mgまたはμg相当量)
PCA、随時及び 間欠投与速度	40〜250mL/hr

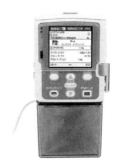

販売名：CADD-Solisポンプ
承認番号：22400BZX00216000

◆図4　CADD® Solis PIB
　　　(製品ホームページより)

品名	テルフュージョン小型シリンジポンプ　TE-361
型式	TE-361
使用シリンジ	テルモシリンジ　5mL、10mL、指定の薬剤充填シリンジ
流量設定範囲	5mLシリンジ使用時　0.05〜30.0mL/h 10mLシリンジ使用時　0.05〜60.0mL/h
流量表示範囲	0.05〜9.95mL/hは0.05mL/hステップ 10.00〜60.00mL/hは0.1mL/hステップ
積算量表示範囲	0.00〜99.99mL（0.01mLステップ）
流量精度	機械精度：±1%以内 シリンジを含む精度：±3%以内 （新品のテルモシリンジを使用し、1.0mL/h以上の一定流量にて注入開始1時間以降の1時間毎の精度）
閉塞検出圧	3段階に設定可能 　P800：106.7±26.7kPa（800±200mmHg） 　P500：66.7±13.3kPa（500±100mmHg） 　P300：40.0±13.3kPa（300±100mmHg）
早送り	5mLシリンジ使用時　約30mL/h 10mLシリンジ使用時　約60mL/h
警報	●閉塞警報　●押子外れ警報　●シリンジ外れ警報　●残量警報　●バッテリ電圧低下警報
特殊機能	●再警報機能：ブザー消音後2分以上警報が解除されないとき ●開始忘れ警告：開始可能状態が2分間以上継続したとき ●積算量クリア：約2秒以上押し続けると動作しクリアする ●警報音量切り替え機能：警報音量を3段階に切り替え可能 ●シャットダウン機能：内蔵のバッテリでの電圧低下時に自動電源遮断 ●ヒストリ機能：動作履歴を表示 ●閉塞圧検出値切換機能：閉塞圧検出部の検出感度を3段階に切り換え可能 ●電源コード外れ検出機能：電源が入った状態で、電源アダプタが外れたとき ●内蔵バッテリ自動切り替え機能：AC電源運転中に電源供給が停止すると、自動的に内蔵バッテリ電源に切り換わり運転を継続する ●流量上限値の変更※：1.0〜60.0mL/h（1mL/hステップ）で上限値を設定 ●前回値記憶機能※：電源を切った時の設定値を記憶 　※機能設定時は弊社担当者にご相談ください。
使用条件	周囲温度　5〜40℃　相対湿度20〜90%
保管条件	周囲温度　−20〜45℃　相対湿度10〜95%（ただし結露なきこと）
輸送条件	周囲温度　−20〜60℃　相対湿度10〜95%（ただし結露なきこと）
電源	AC100V 50/60Hz 内蔵バッテリ連続使用時間　24時間以上 （ただし、新品満充電のバッテリにて周囲温度25℃、流量1.0mL/hの場合）
消費電力	11VA

分類	クラスⅡおよび内部電源機器、CF形、IPX1（防滴）
外観寸法	188（幅）×35（高さ）×74（奥行）mm
質量	約330g（バッテリ含む）
付属品	●電源アダプタ1個　●リチウムイオン充電式バッテリ1個　●取扱説明書1部　●添付文書1部　●品質保証書1部 ●PCAスイッチ1個（コード番号TE-361PCAのみ）
コード番号　TE-361PCAのみ	
PCA機能	●追加投与量：流量設定値の1時間投与量0.05〜2.0mL ●不応期：前回PCA投与から次回までの投与禁止期間 　15分、30分、45分、1時間、1時間30分、2時間 ●制限：設定流量が10.1mL/h以上の時は、追加投与されない

◆**図5　テルフュージョン®小型シリンジポンプ（TE-361）**
　　（製品ホームページより）

品名	クーデックエイミー PCA
型式	CAP-100
流量精度	±6%
流量設定範囲	0.5*〜30.0mL/h (0.1mL/hステップ)
積算量表示範囲	0.00〜9999.99mL
プライミング流量	約150mL/h
予定量設定範囲	0.1〜9999.9mL又は設定なし
追加投与量 (ドーズ) 精度	±10%
閉塞検出精度	[L]：40±20kPa　　[M]：70±25kPa　　[H]：100±30kPa
輸液機能	
投与モード	持続投与 / 間欠投与 / プログラム投与
追加投与モード	PCAボーラス投与 / 単回投与
追加投与量 (ドーズ)	0.1〜50.0mL (0.1mLステップ)
ロックアウトタイム	5分〜24時間 (5分ステップ)
最大投与回数	1〜11回又は無制限　※ロックアウトタイム設定が1時間未満に設定できる回数。
キープベインオープン (KVO)	予定量完了後、輸液ライン内の薬液固着による閉塞防止のため、設定された流量で送液する。0.1〜10.0mL/hの範囲内 (0.1mLステップ) で設定可能。
閉塞検出圧切替	閉塞検出の圧力を3段階に切り替えできる。
閉塞圧検出レベル自動切替	流量に応じて閉塞圧検出レベルを自動で切り替える。
気泡検出レベル切替	気泡検出レベルを3段階に切り替えできる。
積算量クリア	積算量をクリアする。
プリセット	予め登録した流量、予定量、ロックアウトタイム及びPCAボーラス投与量を読み出し、設定する。
薬剤選択	エイミーズDBマネージャ (専用データベース管理アプリケーション) で設定した薬剤の選択及び流量範囲を制限する。
高優先度アラーム	閉塞警報 / 気泡警報 / 完了警報 / ポンプ異常警報 / シャットダウン警報
安全機能	
低優先度アラーム	ポンプロック検出警報 / 操作忘れ警報 / バッテリ残量警報 / 完了前警報
再警報	警報音消音後、一定時間 (10〜120秒：1秒ステップ) 警報状態が解除されないときに再度警報を発生させる。
輸液完了通知	輸液の完了をコントローラに通知で知らせる。
アンチフリーフロー	ポンプユニットにアンチフリーフロー機能を有したセーフティバルブを内蔵している。
使用条件	周囲温度：20〜30℃ 相対温度20〜90% (結露なきこと)
貯蔵、保管条件	周囲温度：-20〜45℃ 相対温度10〜95% (結露なきこと)
電源	ACアダプタ　　定格電圧：100〜240V±10%　周波数：50/60Hz　消費電流：0.25A 内蔵バッテリ (Li-ion電池)　　電圧：3.7V　容量：約1850mAh
バッテリ駆動時間	約4日間 (新品バッテリで周囲温度25℃、6時間以上充電、流量5.0mL/hの場合)
分類	クラスⅡ機器及び内部電源機器　CF形装着部
IP分類	IPX4：ドライブユニット (バンパー装着時)、PCAスイッチ、コムタッチ (USBコネクタ部除く) IPX2：エイミーズホーム (ACアダプタ除く)
外形寸法 / 重量	48 (幅) ×123 (高さ) ×27 (奥行) mm / 約140g (ドライブユニット)

◆ **図6　クーデック®エイミー®PCA**

（製品ホームページより）

*2021年10月時点では最低流量設定は0.5 mL/hであるが、今後0.1 mL/hからの設定が可能になる可能性がある。

実際に在宅医療においてPCAポンプを利用する場合の流れや業務内容は？

　在宅医療におけるPCAポンプの管理業務は多岐にわたります。下記のチェックリストには、在宅医療におけるPCAポンプ管理業務の一覧が記載されています。これらの全業務を訪問診療を担当する医療機関が実施する場合、大きな負担となります。そこで、訪問看護師や薬剤師が介入し、業務や役割を分担することで、在宅医療でのPCA管理はより円滑になる可能性があります。また、各職種の負担軽減や専門性の発揮にもつながりますので、より質の高い在宅PCA管理が可能となります。

在宅医療におけるPCA関連業務のチェックリスト

☐　患者、家族、介護者へのPCA導入に関する説明と同意
☐　PCAポンプの準備と患家への供給
☐　PCA導入時の訪問看護師等への連絡と説明
☐　麻薬注射剤の処方設計
☐　ルート設計
☐　麻薬注射剤の入荷、在庫管理
☐　備品（カセットやチューブなど）の入荷、在庫管理
☐　薬液の充填（可能な限り無菌的に）
☐　薬液の残量管理
☐　レスキューボタンの使用状況確認
☐　疼痛・副作用モニタリング
☐　電池管理
☐　ポンプの故障やトラブルへの緊急時対応
☐　定期的なPCAポンプのメンテナンス（保守点検など）
☐　PCAポンプ利用患者の入退院時対応
☐　投与速度等の設定変更時の対応
など

　PCAポンプを利用した麻薬注射剤投与に精通し、上記業務のほとんどを支援可能な医師、訪問看護師、薬剤師は多くないのが現状です。そのため、上記業務チェックリストを参考に、医師、訪問看護師、薬剤師などが連携し、各職種で支援可能な業務を共有、分担することが重要です（図7）。

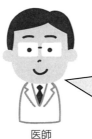

私は、患者や家族に対してPCAポンプの
導入について説明します。
診察と処方箋発行をします。
訪問看護師さんと薬剤師さんで連携して
PCAの薬液管理を実施してください。

医師

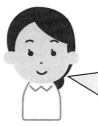

私は、訪問時に残液量とレスキュー使用状
況を確認して、他職種に連絡します。
疼痛状況モニタリングも併せて行います。
PCAポンプの操作には不慣れなので、カ
セット交換時などには薬剤師さんが同行し
ていただけますか? 薬液充填や電池交換
もお願いします。

訪問看護師

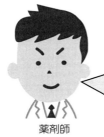

私は、訪問看護師さんに同行して、カセッ
トと電池交換を支援します。処方設計な
どの提案もできます。
備品供給も必要であれば実施します。
麻薬注射剤の充填も薬局で行います。

薬剤師

◆図7　在宅PCA管理における多職種連携のイメージ

PCAポンプ利用患者が退院するにはどのような準備が必要？

　病院は患者の退院に向けて、訪問を実施できる医療機関、調剤薬局、訪問看護ステーションに、退院後の訪問業務を依頼してください。この際、主な確認事項を以下にまとめましたので、参考にしてください。その後、退院時カンファレンス（退院時共同指導）を実施して、事前に十分な患者指導および情報共有を行います。同時に、退院後のPCAポンプ管理方法、関連備品の準備方法の検討などを行います。

在宅訪問依頼のチェックリスト

【診療所】

- □　在宅訪問診療に対応可能か？
- □　医療用麻薬注射剤の処方に対応できるか？
- □　24時間訪問対応可能か？
- □　在宅看取りに対応可能か？（患者・家族等の希望による）

など

【調剤薬局】

- □　在宅患者訪問薬剤管理指導（居宅療養管理指導）に対応可能か？
- □　麻薬注射剤調剤に対応可能か？
- □　無菌製剤処理加算の届出薬局か？（届出済みの薬局であれば麻薬注射剤の無菌的な充填に対応できます）
- □　24時間訪問対応可能か？

など

【訪問看護ステーション】

- □　24時間訪問対応可能か？
- □　PCAポンプを用いた麻薬注射剤の投与およびルート管理に対応可能か？

など

＊上記の確認事項は、あくまでも事業所選定の際に各事業所に確認すべき内容の一例です。全ての事項を満たしていないと対応できないというものではありません。

【病院から在宅医療者へ伝達すべき事項】

□ 注射剤の種類、希釈倍率、流量設定、投与経路などについて
□ レスキュー投与の使用頻度
□ 退院時に持参する薬液量
□ PCAポンプ導入の経緯や症状マネジメントの現状
□ PCAポンプ関連備品の使用状況と退院後の供給方法
など

ここがポイント！

退院時の病院から患家までの移動時、PCAポンプはどうしたらよいか？

①入院先医療機関のPCAポンプを在宅でも継続的に利用する場合
→入院中に利用しているPCAポンプをそのまま持ち帰ります。

②在宅医療用に準備されたPCAポンプを利用する場合
→入院先医療機関において退院時にPCAポンプを切り替えます。この場合、事前に在宅医療で利用するPCAポンプを入院先医療機関に届けておく必要があります。この際、在宅で利用するPCAポンプは、入院中に利用していたPCAポンプと同機種であることが望ましいです。その理由として、入院中に利用していた専用カートリッジ（カセットやシリンジ等）をそのまま付け替えることができるためです。また、異なる機種を利用する場合、操作方法が大きく異なる点にも注意が必要です。
＊帰宅後にPCAポンプを切り替える場合は、入院先医療機関のPCAポンプを持ち帰り、帰宅後に在宅医療用に準備したPCAポンプに切り替えるのか？それとも、入院先医療機関でPCAポンプを停止し、取り外して（抜針して）退院するのか？について、事前にしっかりと確認しておく必要があります。後者の場合、帰宅後すぐにPCAを再開できる体制が必要になります。

通院患者がPCAポンプを利用することは可能？

　はい、可能です。PCAポンプ利用患者が継続的に外来通院する場合は、以下のチェックリストに挙げた点に注意が必要です。

PCAポンプ利用患者の外来通院に関するチェックリスト

□　薬液充填やカセット（シリンジ）交換は院内で実施するのか？院外（在宅）で実施するのか？

→院内の場合：患者の通院時に、院内で薬液補充やカセット（シリンジ）交換を実施します。次回受診時までに薬液が不足しないよう、十分量を充填する必要があります。

　　院外の場合：麻薬注射剤の院外処方に従って、調剤薬局の薬剤師が調剤します。その後、訪問看護師と共同で患家を訪問して、薬液充填またはカセット交換を実施します。注射剤を多めに処方しておけば、訪問看護師と薬剤師が連携して薬液管理を実施しますので、次回受診日までに薬液が不足しないように対応できます。

□　訪問看護師や訪問薬剤師の利用の有無について事前に確認する。

□　PCAポンプトラブル時の対応体制について事前に確認する。

→院内のPCAポンプを利用する場合の緊急時対応方法は？賃貸業者からPCAポンプをレンタルする場合の緊急時対応方法は？必ず事前に確認してください。

□　レスキューボタンの使用回数増加や持続投与量の増量により、次回受診日までに薬液が不足することがないような処方設計をする。また、もし不足しそうな状況になった場合の連絡体制を事前に確認する。

□　電池交換の方法についての確認

□　備品（カセット、チューブ等）の準備

□　麻薬注射剤の薬効および副作用モニタリングを継続的に実施できる体制整備
など

注射剤の充填は
どこで・だれが・どうやるの？

院内処方と院外処方で対応方法が異なります。

【院内処方の場合】

医療機関において医師、看護師、薬剤師が充填します。ただし、診療所の場合、クリーンベンチ等を利用した無菌的な充填を実施できるケースは少ないのが現状です。

【院外処方の場合】

調剤薬局において薬剤師が充填することができます。近年、無菌調剤室やクリーンベンチ等を設置している調剤薬局が増えています（**図8**）。このような薬局を利用すれば、より安全・衛生的な薬液充填が可能です。

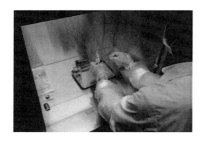

◆**図8** クリーンベンチを利用した
調剤薬局における無菌調剤

≪薬液充填時の注意点≫

PCAポンプによる注射剤の投与量は、1 mL/hr 以下と微量なことが多く、充填時に気泡が混入すると、投与量が一定せず、疼痛マネジメントに支障をきたす可能性があります。そのため、薬液を充填するカセットやシリンジへの気泡・異物混入の防止、チューブ内の適切なプライミングの実施など、一定の手技や知識を習得している者による充填作業が必要です（**図9**）。

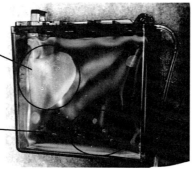

大きな気泡は確実に
抜く必要があります。

小さな気泡でもできる
限り抜く必要があります。

◆**図9** CADD Legacy® PCAおよびCADD® Solis PIBの薬液充填と気泡の混入

患家で注射剤を充填しても衛生的に問題はない？

　衛生的な観点から推奨はできませんが、患家で充填することも可能です。
　レスキューボタンの頻回使用や持続投与量の増量などにより、予測以上に薬液の減少が早い場合は、患家にて薬液を補充せざるを得ない事例も存在するのが実状です。ただし、患家において追加的な充填を行う場合は、衛生的に十分な配慮が必要です。シリンジに取り付けることのできるフィルターを用いることなどをお勧めします。また、フィルター付きチューブの利用も推奨されます（**図10**）。

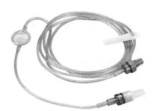

フィルター付エクステンションチューブ
（スミスメディカル・ジャパン株式会社）
*CADD Legacy® PCAおよびCADD® Solis PIBの利用時に限り使用可能

◆**図10　フィルター製品**

＊メーカーによっては、薬液の再充填を禁止している場合もあります。事前にご確認ください。

在宅において薬液充填カセットや シリンジを交換する場合はどうするの？

院内処方と院外処方で対応方法が異なります。

【院内処方の場合】

以下のいずれかの方法で交換します。
①処方医が患家を直接訪問して交換します。
②患者またはその家族等の意を受け、かつ、処方医の指示を受けた看護師が、患家に麻薬注射剤を持参し、患者の施用を補助する目的として交換を実施します。

【院外処方の場合】

麻薬注射剤の処方箋を応需・調剤した保険薬局の保険薬剤師が、患家に麻薬注射剤を持参し、当該注射剤の処方医または処方医の指示を受けた看護師に手渡して交換します。この際、薬剤師が麻薬注射剤の投与行為には介入できませんが、ポンプ操作方法の説明や患者に対する服薬指導を通じて、在宅でのPCAポンプ管理支援を実施できます。

【交換頻度】

カセットやシリンジの交換頻度について推奨される明確な基準はありません。特にCADD Legacy® PCA、CADD® Solis PIBのカセットやチューブなどの備品は比較的高額であり、頻回に交換することは難しいのが実状です。筆者らは約1週間に1度の頻度で交換しています。医療機関や患者との話し合いの上、交換頻度を決めています。一方、テルフュージョン®小型シリンジポンプの場合、薬液を充填するシリンジやチューブは比較的安価であり、頻繁に交換することも可能です。

在宅での電池交換はどうするの？

①CADD® Solis PIBの場合

　定期的に医療者が訪問して電池交換を実施します。メーカーカタログによれば、5
mL／日（バックライト照度3で使用）で送液した場合、単3形アルカリ乾電池4本で約5
日間使用できます。しかし、これはあくまでも目安です。使用する電池や各種条件など
により、電池の寿命は大幅に変動します。電池の残量は液晶画面に表示されています。
またACアダプターや専用充電式バッテリーの使用も可能です。

②CADD Legacy® PCAの場合

　定期的に医療者が訪問して電池交換を実施します。メーカーカタログによれば、10
mL／日で送液した場合、単3形アルカリ乾電池2本で約14日間使用できます。しかし、こ
れはあくまでも目安です。投与速度やレスキュー投与の使用頻度などにより電池の消耗
速度が大幅に変動するため、アラームがいつ鳴るかは予測できません。また、CADD®
Solis PIBのように液晶画面に電池残量は表示されません。そこで筆者らは、残量メーター
付きのアルカリ単3電池（**図11**）を使用することで、電池切れトラブルが発生しないよ
う配慮しています。

＊充電式乾電池を使用することは推奨されていません（ポンプが正常に動作しない可能
　性があるため）。ACアダプターの使用は可能です。

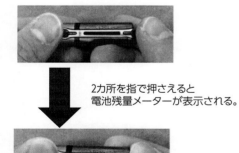

2カ所を指で押さえると
電池残量メーターが表示される。

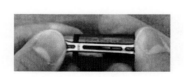

電池の消耗状態がメーターで
確認できる。

◆**図11**　DURACELL® POWER CHECK™アルカリ単3乾電池

③テルフュージョン®小型シリンジポンプの場合

　24時間を上限として、専用の電池を交換する必要があります（**図12**）。

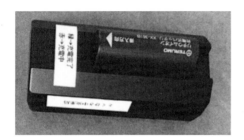

◆**図12**　テルフュージョン®小型シリンジポンプ専用のリチウムイオン充電式バッテリーと充電器

④クーデック®エイミー®PCAの場合

　内蔵バッテリーの駆動時間は周囲温度 25℃、6 時間以上充電、流量 5.0 mL/hrの場合、約 4 日間とされています（新品バッテリ使用時）。充電にはACアダプター、ワイヤレス充電器を使用します（**図13**）。

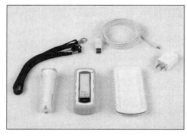

◆**図13**　クーデック®エイミー®PCAのACアダプターとワイヤレス充電器（写真右）

＊①～③は、ACアダプター（**図14**）を使用すれば頻繁な電池交換は必要ありません。

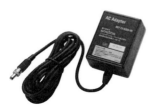

◆**図14**　CADD Legacy® PCAのACアダプター

在宅でPCAポンプのアラームが作動した場合はどのように対処するの？

　在宅医療者による24時間のサポート体制を整える必要があります。レンタルするポンプに24時間連絡の取れる電話番号を記載するなども有効です（**図15**）。ポンプをレンタルする場合、レンタル事業者は24時間で対応可能な場合が多いですが、穿刺や投与に関するポンプの操作は、医師や訪問看護師でなければ対応できません。万が一、機械が故障した場合の対応も事前に検討する必要があります。レンタル事業者を利用する場合は代替機の準備ができているか確認してください。

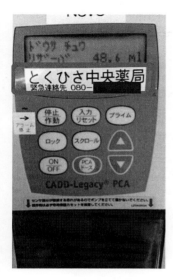

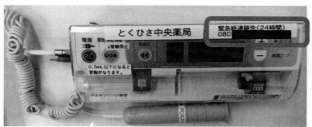

◆**図15**　PCAポンプ本体への緊急時連絡先記載

＊筆者らは、医療機器販売業・賃貸業の許可を得た調剤薬局としてレンタルを実施しているため、当該薬局の緊急連絡先をポンプ本体に記載しています。

PCAポンプの付属品の価格は？

CADD® Solis PIB / CADD Legacy® PCA（**図16**）、テルフュージョン®小型シリンジポンプ（**図17**）、クーデック®エイミー®PCA（**図18**）および共通備品（**図19**）についてご紹介します。表記した価格は、2020年12月31日時点の税抜き希望小売価格です。

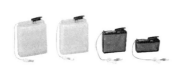
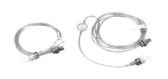
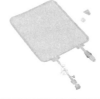

品番	21-7001-24 (50mL) 21-7002-24 (100mL) 21-7308-24 (250mLクリア) 21-7309-24 (250mLキイロ)
製品名	メディケーションカセット

■材質：50mL、100mL…ポリ塩化ビニル（DEHP使用）
■材質：250mL…ポリ塩化ビニル（TOTM使用）

メディケーションカセット
50mL: 3,000円
100mL: 3,500円
250mL: 4,000円

品番	21-7060-24 (76cm) 21-7061-24 (114cm) 21-7062-24 (152cm) 21-7106-24 (フィルタ付152cm)
製品名	エクステンションチューブ

■メディケーションカセット専用チューブ
■材質：ポリ塩化ビニル（TOTM使用）

エクステンションチューブ
76cm: 540円
114cm: 560円
152cm: 580円
フィルター付152cm: 1,300円

品番	21-FGM-6167
製品名	フレキシブルメディケーションバッグ（350mL）

■分離した薬液注入側チューブとポンプ側チューブ
■ルアーロックシリンジを用いてニードルレス薬液注入可能
■アドミニストレーションセット-オスルアーと組み合わせて使用

フレキシブルメディケーションバッグ
350mL ×6個入: 7,800円

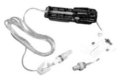
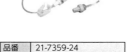
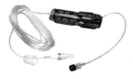
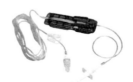
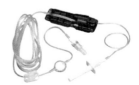

品番	21-7359-24
製品名	アドミニストレーションセット-オスルアー FS

■メディケーションバッグ用のセット
■メスルアーのチュービングセットやコネクタと接続しても使用可能
■材質：ポリ塩化ビニル（TOTM使用）

品番	21-7321-24
製品名	アドミニストレーションセット-メスルアー FS

■回路接続側（患者側）はオスルアー、薬液接続側はメスルアーの構造
■材質：ポリ塩化ビニル（TOTM使用）

品番	21-7322-24
製品名	アドミニストレーションセット-スパイクFS

■先端のスパイクを一般の薬液バッグへ刺し込んで使用することが可能
■材質：ポリ塩化ビニル（TOTM使用）

品番	21-7394-24
製品名	アドミニストレーションセット-スパイクFSフィルタ付

■先端のスパイクを一般の薬液バッグへ刺し込んで使用することが可能
■材質：ポリ塩化ビニル（TOTM使用）

アドミニストレーションセット
オスルアーFS: 3,300円　メスルアーFS: 3,000円　スパイクFS: 3,500円　スパイクFSフィルタ付: 4,000円

◆**図16-1**　CADD® Solis PIB / CADD Legacy® PCA備品一覧
　　　　（ディスポーザブル品、EOG滅菌済・単回使用）（製品ホームページより）

品番	21-0270-25
製品名	Solis用ACアダプタ パワーコード付

■専用ACアダプタを使用してポンプを外部電源で作動させることが可能

15,000円

品番	21-2100-25
製品名	Solis用リモートドーズコードグリップ

500円

品番	21-2160-09
製品名	リチウムバッテリパック

45,000円

品番	21-2185-51
製品名	Solis用ポンプ鍵

■ポンプ本体を購入すると1個付属
■追加で必要な場合にご購入可能
■CADD Legacy®ポンプにも使用可能

2,000円

品番	21-2186-25
製品名	Solis用リモートドーズコード

■ポンプ本体を購入すると1個付属
■追加で必要な場合にご購入可能

20,000円 ※Solisと併用可

品番	21-6118-24
製品名	ポールマウントブラケット

■ポールマウントアダプタと組み合わせポンプ単体をポールや点滴スタンドに固定することが可能

20,000円

品番	21-2135-25
製品名	ポールマウントアダプタ

■ポンプ単体をポールや点滴スタンドに固定する際に、ポールマウントブラケットと組み合わせて使用

12,000円

品番	21-2183-25
製品名	ポールマウントスイベル

■ポールマウントブラケットとアダプタの間に接続することによりポンプを回転させることが可能

5,000円

品番	OT/PUC-CST-BK（クロ） OT/PUC-CST-BL（ブルー） OT/PUC-CST-GR（グリーン）
製品名	CADD®ポンプ用ポーチ カセット用

■カセットでポンプを使用する場合に使用

3,800円

品番	OT/PUC-ADM-BK（クロ） OT/PUC-ADM-BL（ブルー） OT/PUC-ADM-GR（グリーン）
製品名	CADD®ポンプ用ポーチ アドミニ用

■薬液バッグとアドミニストレーションセットの組み合わせでポンプを使用する場合に使用

4,000円

◆**図16-2** CADD® Solis PIB備品一覧（アクセサリ）（製品ホームページより）

ACアダプタ

20,000円

ポールマウントブラケット

■ポールマウントアダプタと組み合わせてポンプ単体をポールや点滴スタンドに固定することが可能

20,000円

CADD®ポンプ用ポーチ　カセット用
（ポーチカセット用）

■カセットでポンプを使用する際に使用

3,800円

リモートドーズコード（PCA用）

■本体に接続してドーズキーとして使用

20,000円

ポールマウントブラケットアダプタ

■ポンプ単体をポールや点滴スタンドに固定する際に、ポールマウントブラケットと組み合わせて使用

1,800円

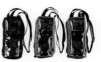

CADD®ポンプ用ポーチ　アドミニ用
（ポーチアドミニ用）

■薬液バッグとアドミニストレーションセットの組み合わせでポンプを使用する場合に使用

4,000円

◆**図16-3** CADD Legacy® PCA備品一覧（アクセサリ）（製品ホームページより）

電源アダプタ

コード番号	共通商品コード (JAN)	希望小売価格 (税別)
XX-361AC	4987350889638	¥5,400

リチウムイオン急速充電器

コード番号	共通商品コード (JAN)	希望小売価格 (税別)
XX-KS361	4987350359476	¥8,000

約70分でスピード充電可能。

キャリングケース

コード番号	共通商品コード (JAN)	希望小売価格 (税別)
XX-361PT01	4987350359490	¥2,500

携帯に便利なケース。

リチウムイオン充電式バッテリ

コード番号	共通商品コード (JAN)	希望小売価格 (税別)
XX-361B	4987350359513	¥4,600

セーフティロックセット

コード番号	共通商品コード (JAN)	希望小売価格 (税別)
XX-361Z01	4987350359537	¥15,000

外出時に安全に携帯可能。
※ご使用にあたっては弊社担当者にご相談ください。

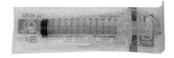

10 mL シリンジ
（テルモ社）

＊テルフュージョン®小型シリンジポンプに使用するシリンジは他社製シリンジが使用できない
場合があります。必ずテルモ社製シリンジを利用してください。

◆**図17** テルフュージョン®小型シリンジポンプ備品一覧
（製品ホームページより）

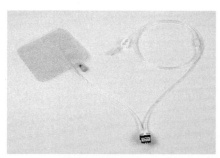

エイミー MPユニット 特定保険医療材料
50mL/100mL/300mL/スパイク

品番	品名	入数	セット内容	希望小売価格(税別)
AMU-050-A	エイミー MPユニット50mL	10	MPユニット/記名ラベル/キャリングバッグ	51,000円
AMU-100-A	エイミー MPユニット100mL	10	MPユニット/記名ラベル/キャリングバッグ	53,000円
AMU-SP1-A	エイミー MPユニットスパイク	10	MPユニット（びん針タイプ）/記名ラベル/キャリングバッグ	50,000円
AMU-300-AN	エイミー MPユニット300mL(神経麻酔用)	10	MPユニット（神経麻酔用）/記名ラベル/キャリングバッグ	55,000円
AMU-SP1-AN	エイミー MPユニットスパイク(神経麻酔用)	10	MPユニット（びん針タイプ・神経麻酔用）/記名ラベル/キャリングバッグ	53,000円

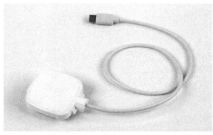

クーデックコムタッチ
CCT-100
※アプリケーションが付属します。

品番	品名	入数	セット内容	希望小売価格(税別)
CCT-100	クーデックコムタッチ	1	専用通話モジュール（コムタッチ）/専用アプリケーション（エイミーズウィンドウ）/専用データベース管理アプリケーション（エイミーズDBマネージャ）/ USBケーブル	78,000円

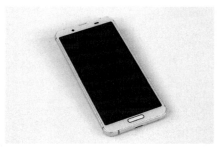

推奨携帯端末
SH-M15（SHARP）
※メーカーにより、仕様や型番が予告なく変更されることがあります。

◆図18　クーデック®エイミー®PCA備品一覧

（製品ホームページより）

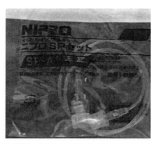

2) SP-A

ロック式ルアーコネクタ　　　　　　　　　　保護キャップ
　　　　連結管

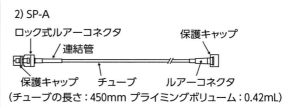

保護キャップ　　チューブ　ルアーコネクタ
（チューブの長さ：450mm　プライミングボリューム：0.42mL）

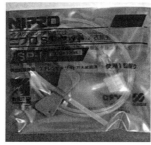

1) SP-N

針管　針基　連結管　　　　　　　　　保護キャップ

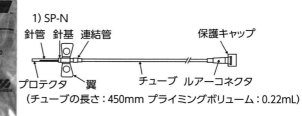

プロテクタ　　　翼　　　　チューブ　ルアーコネクタ
（チューブの長さ：450mm　プライミングボリューム：0.22mL）

SPセット（ニプロ社）　7,500円／箱（50個入り）
延長チューブ（SP-A）および皮下留置用翼状針（SP-N）として使用します。いずれも内腔容量が少ないため、プライミングによる薬液使用が少なくおさえられます。またSP-Nは注射針の規格が27G×10 mmであり、皮下留置用としては穿刺時の痛みや留置期間中の負担が少ないため、持続皮下投与に適しています。

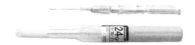

留置針（写真はテルモ社製のサーフロー®留置針、10,500円/50本入り）

◆図19　共通備品（延長用チューブ、翼状針、留置針）

PCAポンプの備品は調剤薬局から供給可能？

　調剤薬局からの供給が可能です。PCAポンプに関わる備品のうち、薬液充填カセット、エクステンションチューブ、皮下留置用の翼状針、翼状針留置用フィルムおよびテープなどは医療機関または薬局から供給します。

①CADD Legacy® PCA、CADD® Solis PIB、テルフュージョン®小型シリンジポンプの場合

　p.24〜26、p.28の備品を利用します。これらは保険適用がありません。費用負担の責任は明確に規定されていませんが、多くの場合、管理料やポンプ加算を算定する医療機関が負担することが多いようです。各者事前に話し合いの上、費用負担者を決定しておくことが望ましいでしょう。

②クーデック®エイミー®PCAの場合

　p.27のエイミーMPユニットを利用します。この備品は保険適用があります（p.47参照）。

（1）医療機関がC166携帯型ディスポーザブル注入ポンプ加算を算定する場合

　1月につき6個以下の携帯型ディスポーザブル注入ポンプを利用可能です。7個目以降は、「019携帯型ディスポーザブル（4）特殊型」として1個当たり3,240円の償還価格で保険請求可能です。

（2）院外処方する場合

　院外処方された備品は「008携帯型ディスポーザブルポンプ（4）特殊型」として1個当たり3,240円の償還価格で保険薬局から保険請求可能です。

償還価格一覧。以下の全製品で1個3,240円
・エイミーMP ユニット 50mL 製品コード：4582106559805
・エイミーMP ユニット 100mL 製品コード：4582106559812
・エイミーMP ユニットスパイク 製品コード：4582106559850
・エイミーMP ユニット 300mL（神経麻酔用）製品コード：4582106559843
・エイミーMP ユニットスパイク（神経麻酔用）製品コード：4582106559867

ここがポイント！

算定可能な加算は利用するポンプの機種によって異なることを理解しましょう。

・CADD Legacy® PCA、CADD® Solis PIB、テルフュージョン®小型シリンジポンプを利用する場合は、C161注入ポンプ加算1,250点を算定します。

　利用するカセット等は保険請求できません。

・クーデック®エイミー®PCAを利用する場合は、C166携帯型ディスポーザブル注入ポンプ加算2,500点を算定します。

　クーデック®エイミー®PCAはディスポーザブル注入ポンプ加算の扱いとなることがポイントです。ディスポーザブル注入ポンプの場合は、薬液充填バッグとルートが一体化したエイミーMPユニット（**図20**）に償還価格が設定されていますので保険請求が可能です。

・クーデック®エイミー®PCAの場合、ディスポーザブル超小型マイクロポンプと薬液充填バッグとルートが一体化しています。このため、携帯型ディスポーザブル注入ポンプ加算の対象となります。

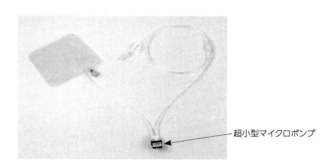

超小型マイクロポンプ

◆図20　エイミー MPユニット

在宅医療で使用するPCAポンプはレンタルできるの？

　はい、可能です。一般的に、機械式PCAポンプを賃貸する業者は、高度管理医療機器販売業・貸与業の許可を得ることが必要です。賃貸業者は事前に賃貸借契約をした医療機関に対してPCAポンプをレンタルします。医療機関はレンタルしたポンプを患者に施用することができます。その際、対象となる薬剤の投与に使用した際は、診療報酬上の管理料および加算を算定することができます（**図21**）。

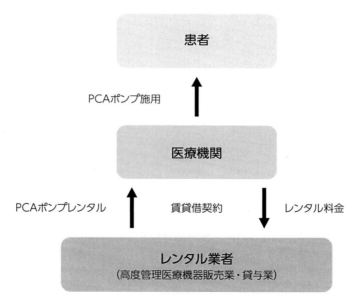

◆図21

PCAポンプをレンタルしている調剤薬局があるって本当？　レンタル料金は？

　はい、本当です。高度管理医療機器販売業・貸与業の許可を得た調剤薬局のなかには、PCAポンプのレンタルを実施している薬局もあります。この場合、調剤薬局が賃貸業を兼ねているため、24時間体制で在宅患者の訪問薬剤管理指導を実施できることに加え、ポンプの管理、保守点検、緊急時対応も実施できるメリットがあります（**図22**）。また、ポンプの機種選択の提案、麻薬注射剤の投与設計支援、無菌調剤による麻薬注射剤の充填など、より専門的で高度な在宅薬剤管理の支援を実施できる薬局もあります。

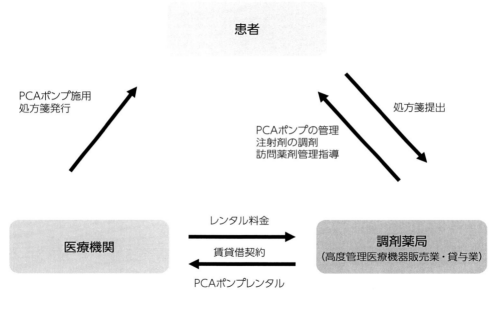

◆図22

【PCAポンプのレンタル価格】
　レンタル事業者ごとに設定金額が大きく異なりますので、最寄りのレンタル事業者にお問い合わせください。
参考：1カ月のレンタルで約1〜2万円台に設定されていることが多いです。
＊ポンプレンタルの開始および終了が1暦月の途中日でも、それぞれの暦月の1カ月分のレンタル料金が掛かることが多いです。

麻薬注射剤の処方設計はどうするの？

　　まず、**表1**（p.34）の医療用麻薬の換算表を用いて、麻薬注射剤の1日投与量を設定します。その後、**表2**（p.35）を用いて、1日投与量に最も近い用量を選択して、麻薬注射剤の調製方法や希釈方法を決定します。

・模擬症例
　　オキシコンチン®錠を1日60 mg定期内服中の患者で、オキファスト®注へスイッチングする場合。
①**表1**の換算表をもとに、オキシコドン経口剤60 mg ＝ オキシコドン注射剤45 mgと計算できます。
②**表2**を参照して、45 mgまたは近似値を設定します。すると、**表2**①より、1％オキファスト®注を0.2 mL/hrで持続投与すれば、1日48 mgのオキシコドン注が投与できることがわかります。
③実際の処方量を調整する。例えば、1％オキファスト®注を50 mL処方すれば、250時間分の注射液が準備できます。医師の診察間隔やレスキュー投与使用量の予測などから、処方量を決めてください。

ここがポイント！
皮下投与の注意点
　　皮下投与の場合は、安定した薬剤の吸収や皮膚トラブル回避を目的として、1時間当たりの投与量の目安を1 mL以下にすることが望ましいです。レスキューボタンの使用頻度や持続投与量の増量予定などを考慮して、流速を設定してください。ただし、実際には、状況に応じて1時間当たりの投与量が1 mLを超える事例も存在します。そのため、投与量が1 mL/hrを超えた場合でも、症例ごとに疼痛の経過や皮膚トラブルの観察などを慎重に行いながら、投与を継続します。

◆**表1　医療用麻薬の換算表**

	経口剤	坐剤	注射剤 （静脈内・皮下）	貼付剤
モルヒネ	60 mg	40 mg	20〜30 mg	−
オキシコドン	40 mg	−	30 mg*	−
フェンタニル	−	−	0.4〜0.6 mg	フェント®ステープ2 mg デュロテップ®MTパッチ4.2 mg
ヒドロモルフォン	12 mg	−	2.4 mg**	−

*添付文書上は、経口オキシコドンの3/4量、モルヒネ注の1.25倍量とすることとされています。ここでは、経口オキシコドンの3/4量を表記しています。

**添付文書上は、経口ヒドロモルフォンの1/5量、モルヒネ注の1/8量に設定することとされています。ここでは、経口ヒドロモルフォンの1/5量を表記しています。

　コデインとトラマドールについては、下記参照。

・コデイン：モルヒネの1/6〜1/10の鎮痛作用を有しており、通常、成人には1回20 mg、1日60 mgを経口投与する。

・トラマドール：通常、成人には1日100〜300 mgを経口投与する。なお、症状に応じて適宜増減する。ただし、1日400 mgを超えないこととする。がん性疼痛患者において、1日の定時投与量が300 mgで鎮痛効果が不十分となった場合、本剤の投与を中止し、モルヒネ等の強オピオイド鎮痛剤への変更を考慮することとされている。また、その場合には、トラマドールの定時投与量の1/5の用量の経口モルヒネを初回投与量の目安とすることが望ましい。

◆表2　各種麻薬注射剤の希釈倍率と流速別の1日投与量早見表

① 1%　モルヒネ/オキシコドン/ヒドロモルフォン

		ベース流速（mL/hr）									
		0.1	0.2	0.3	0.4	0.5	0.6	0.7	0.8	0.9	1
希釈倍率	1（原液）	24.0	48.0	72.0	96.0	120.0	144.0	168.0	192.0	216.0	240.0
	2	12.0	24.0	36.0	48.0	60.0	72.0	84.0	96.0	108.0	120.0
	3	8.0	16.0	24.0	32.0	40.0	48.0	56.0	64.0	72.0	80.0
	4	6.0	12.0	18.0	24.0	30.0	36.0	42.0	48.0	54.0	60.0
	5	4.8	9.6	14.4	19.2	24.0	28.8	33.6	38.4	43.2	48.0
	6	4.0	8.0	12.0	16.0	20.0	24.0	28.0	32.0	36.0	40.0
	7	3.4	6.9	10.3	13.7	17.1	20.6	24.0	27.4	30.9	34.3
	8	3.0	6.0	9.0	12.0	15.0	18.0	21.0	24.0	27.0	30.0
	9	2.7	5.3	8.0	10.7	13.3	16.0	18.7	21.3	24.0	26.7
	10	2.4	4.8	7.2	9.6	12.0	14.4	16.8	19.2	21.6	24.0

② 4%　モルヒネ

		ベース流速（mL/hr）									
		0.1	0.2	0.3	0.4	0.5	0.6	0.7	0.8	0.9	1
希釈倍率	1（原液）	96.0	192.0	288.0	384.0	480.0	576.0	672.0	768.0	864.0	960.0
	2	48.0	96.0	144.0	192.0	240.0	288.0	336.0	384.0	432.0	480.0
	3	32.0	64.0	96.0	128.0	160.0	192.0	224.0	256.0	288.0	320.0
	4	24.0	48.0	72.0	96.0	120.0	144.0	168.0	192.0	216.0	240.0
	5	19.2	38.4	57.6	76.8	96.0	115.2	134.4	153.6	172.8	192.0
	6	16.0	32.0	48.0	64.0	80.0	96.0	112.0	128.0	144.0	160.0
	7	13.7	27.4	41.1	54.9	68.6	82.3	96.0	109.7	123.4	137.1
	8	12.0	24.0	36.0	48.0	60.0	72.0	84.0	96.0	108.0	120.0
	9	10.7	21.3	32.0	42.7	53.3	64.0	74.7	85.3	96.0	106.7
	10	9.6	19.2	28.8	38.4	48.0	57.6	67.2	76.8	86.4	96.0

③ 0.2%　ヒドロモルフォン

		ベース流速（mL/hr）									
		0.1	0.2	0.3	0.4	0.5	0.6	0.7	0.8	0.9	1
希釈倍率	1（原液）	4.8	9.6	14.4	19.2	24.0	28.8	33.6	38.4	43.2	48.0
	2	2.4	4.8	7.2	9.6	12.0	14.4	16.8	19.2	21.6	24.0
	3	1.6	3.2	4.8	6.4	8.0	9.6	11.2	12.8	14.4	16.0
	4	1.2	2.4	3.6	4.8	6.0	7.2	8.4	9.6	10.8	12.0
	5	1.0	1.9	2.9	3.8	4.8	5.8	6.7	7.7	8.6	9.6
	6	0.8	1.6	2.4	3.2	4.0	4.8	5.6	6.4	7.2	8.0
	7	0.7	1.4	2.1	2.7	3.4	4.1	4.8	5.5	6.2	6.9
	8	0.6	1.2	1.8	2.4	3.0	3.6	4.2	4.8	5.4	6.0
	9	0.5	1.1	1.6	2.1	2.7	3.2	3.7	4.3	4.8	5.3
	10	0.5	1.0	1.4	1.9	2.4	2.9	3.4	3.8	4.3	4.8

※単位はmg，小数点第二位は四捨五入

事前にオピオイドを使用していない患者に麻薬注射剤投与を開始するには？

　筆者らの場合、初めてオピオイドを使用するのであれば、モルヒネ注の1日投与量を5〜10 mg程度に設定するよう医師に提案することが多いです。

　以下のような処方例を参考にしてください。

モルヒネ注を6 mg/日で投与する場合の処方例

・1%モルヒネ注　　　　5 mL ・生理食塩液　　　　35 mL 以上を混合の上、CADD Legacy® PCAにて0.2 mL/hrで持続皮下投与する。 レスキュー投与は、1時間分を早送りする。ロックアウトタイムは30分とする。

ここがポイント！

　過度な副作用が発現した際などに、機械操作のみで持続投与量を減量できるように、持続投与量をあえて0.2 mL/hrで設定しています。（0.1 mL/hr に減量可能）

オピオイドスイッチング時の麻薬注射剤の投与開始のタイミングは？

　麻薬注射剤の導入前に投与していた経口および貼付剤の麻薬製剤ごとに、麻薬注射剤の持続投与開始タイミングは異なります。以下の**表3**にその目安を表記しました。

◆表3

事前に使用していた医療用麻薬	麻薬注射剤の持続投与開始の目安
内服徐放性製剤 例：MS コンチン®錠、オキシコンチン®TR 錠、ナルサス®錠など	先行する徐放性製剤の内服予定時間に、麻薬注射剤の持続投与を開始する。この時、先行薬剤は内服しない。ただし各種製剤の添付文書における「用法及び用量」に規定されている用法に限る。
フェンタニルクエン酸塩貼付剤 例：フェントス®テープ、デュロテップ®MTパッチなど	貼付剤剥離後6〜12時間後に麻薬注射剤持続投与を開始する。

麻薬注射剤の処方箋記載方法を教えて！

　麻薬注射剤の院外処方箋発行に関しては、いくつかの注意点があります。下記のポイントと**図23**を参考にしてください。

【処方箋記載のポイント】（筆者推奨）
①医療用麻薬注射剤と希釈に必要な生理食塩液等を併記してください。
②コメントに以下を記載してください。
・使用するポンプの機種
・流速
・投与方法（皮下、静脈内など）
・レスキュー投与設定に関する事項（レスキュー投与量、ロックアウトタイム）
・使用する生理食塩液の量
・想定される今回処方の投与期間（レスキュー使用状況等により日数の予測は困難ですが、あくまでも予測日数で構いません）
③麻薬施用者免許証番号、患者住所

> 例：モルヒネ塩酸塩注を24 mg/日で投与する場合

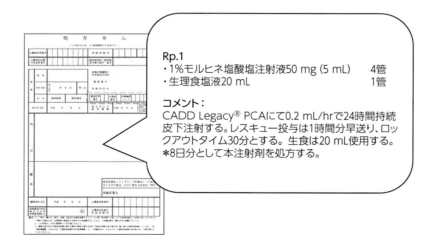

Rp.1
・1%モルヒネ塩酸塩注射液50 mg（5 mL）　　　4管
・生理食塩液20 mL　　　　　　　　　　　　　1管

コメント：
CADD Legacy® PCAにて0.2 mL/hrで24時間持続皮下注射する。レスキュー投与は1時間分早送り、ロックアウトタイム30分とする。生食は20 mL使用する。
＊8日分として本注射剤を処方する。

◆**図23**　麻薬注射剤の処方箋記載方法の例

院外処方可能な麻薬注射剤は？

院外処方できる麻薬注射剤は以下の5成分に限られています。（2020年12月31日時点）

- ・モルヒネ塩酸塩製剤
- ・フェンタニルクエン酸塩製剤
- ・複方オキシコドン製剤
- ・オキシコドン塩酸塩製剤
- ・ヒドロモルフォン塩酸塩製剤

＊ケタミン塩酸塩注射液（製品名：ケタラール®静注用・筋注用）のように、院外処方できない注射剤もあります。

在宅における麻薬注射剤の交付について規定はあるの？

はい、以下のように規定されています。

> モルヒネ塩酸塩製剤、フェンタニルクエン酸塩製剤、複方オキシコドン製剤、オキシコドン塩酸塩製剤又はヒドロモルフォン塩酸塩製剤は、薬液が取り出せない構造で、かつ患者等が注入速度を変えることができない注入ポンプ等に、必要に応じて生理食塩水等で希釈の上充填して交付する。
> ただし、患者又はその家族等の意を受け、かつ、これらの麻薬である注射薬の処方医の指示を受けた看護師が、患家に当該注射薬を持参し、患者の施用を補助する場合又は保険薬局の保険薬剤師が、患家に麻薬である注射薬を持参し、当該注射薬の処方医の指示を受けた看護師に手渡す場合は、この限りでない。

　院外処方箋に基づいて薬局薬剤師が麻薬注射剤を調剤した場合、患者や介護者にはアンプルや薬液を直接手渡しすることはできません。（**図24**）

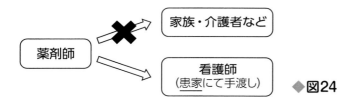

◆図24

ここがポイント！

　PCAポンプは「薬液が取り出せない構造」で「患者が注入速度等を変えることができない仕組み」の条件を満たして使用すること！

【CADD® Solis PIB / CADD Legacy® PCAの場合】

　専用の鍵を使用して、薬液充填カセットと本体を接続します（**図25**）。鍵は医療者が管理しますので、患者等が容易に薬液を取り出すことはできません。また、液晶画面で暗証番号を入力してポンプ操作を制限できる仕組みとなっているため、暗証番号を知らない患者等が注入速度を変更できない仕組みとなっています。

【テルフュージョン®小型シリンジポンプの場合】

　専用の鍵付き金具を装着して、シリンジが取り外せない構造となっています。鍵は医療者が管理しますので、患者等が容易に薬液を取り出すことはできません。

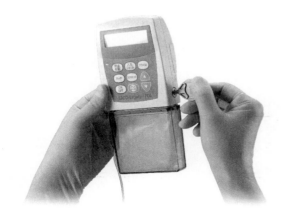

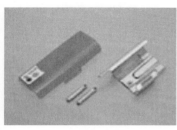

◆**図25** CADD Legacy® PCAとテルフュージョン®小型シリンジポンプの施錠

麻薬以外の注射剤を投与するのに PCAポンプを使用できる?

　はい、可能です。具体的には以下のような薬剤の投与にPCAポンプを利用することが想定されます。

• オクトレオチド皮下注（サンドスタチン®皮下注用）

　オクトレオチド皮下注（**図26**）は、進行・再発がん患者の緩和医療における消化管閉塞に伴う消化器症状の改善に使用されます。通常成人には1日量300 µgを投与しますが、保険適用上、持続皮下注射で投与しなければなりません。そこでPCAポンプの持続投与機能を利用すれば、持続皮下投与することができます。

◎実際の投与方法の例

　テルフュージョン®小型シリンジポンプを用います。10 mLシリンジ（テルモ社製）にオクトレオチド皮下注8 mL、生理食塩液2 mL（計10 mL）を充填して、0.15 mL/hrで持続皮下投与します（1日量288 µgとなります）。2〜3日ごとにシリンジを交換します。

• ミダゾラム注射液（ドルミカム®注射液）

　「苦痛緩和のための鎮静に関するガイドライン（2010年版）」においては鎮静を目的とした薬剤の1つとして、ミダゾラムが挙げられています。在宅医療でも鎮静を目的としてミダゾラムを使用することがあります（保険適用外）。例えば本ガイドラインでは、ミダゾラム注射液（**図27**）を持続的鎮静に用いる場合「投与開始量は，0.2〜1mg/時間持続皮下・静注。1.25〜2.5 mgの追加投与を行ってもよい。投与量は，5〜120 mg/日（通常20〜40 mg/日）」とされています。したがって、PCAポンプを利用した持続投与機能および追加投与機能が使用できます。投与にはCADD Legacy® PCAとテルフュージョン®小型シリンジポンプ、いずれも使用できます。後述の通り、診療報酬上、算定可能な点数はありませんので、低コストで利用可能なテルフュージョン®小型シリンジポンプを利用することが多いのが現状です。2018年には「がん患者の治療抵抗性の苦痛と鎮静に関する基本的な考え方の手引き」が発行されており、薬剤の投与方法について事前に参照すべきです。

◎実際の投与方法の例

　開始量として、ミダゾラム注射液（10 mg/2 mL）を0.1〜0.2 mL/hrで持続皮下または静脈内投与します。鎮静効果が得られるまでレスキューボタンを使用したり、持続投与量を漸増して慎重に経過観察し、維持量を決定します。

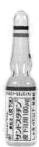
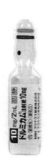

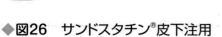

◆図26　サンドスタチン®皮下注用　　　◆図27　ドルミカム®注射液

ここがポイント！

　上記薬剤投与にPCAポンプを利用した場合、診療報酬上の管理料や注入ポンプ加算などは算定できません。そのため、ポンプのレンタル料金や使用した備品の費用負担について、事前に検討が必要です。また、ミダゾラム注射液を鎮静に用いる場合、保険適用外となることに注意してください。

脊髄くも膜下鎮痛法は在宅医療でも対応可能？

　はい、可能です。ただし、感染症対策、薬液管理、緊急時対応等について事前に十分話し合い、在宅管理をより慎重に実施する必要があります。以下のチェックリストに挙げた項目をご確認ください。

在宅における脊髄くも膜下鎮痛法実施に関するチェックリスト

☐　無菌製剤の体制を確保すること。（無菌製剤に対応できる調剤薬局の介入が望ましい）
☐　感染症対策を十分に検討すること。（フィルター付チューブの利用など）
☐　医療機関の担当麻酔科医師との連携体制が確立されているか。
☐　何らかの理由でくも膜下投与が継続困難となった場合の対処方法に関して、患者・介護者との事前確認と合意ができているか。
☐　麻薬注射剤や希釈用生理食塩液は院外処方可能であるが、麻酔薬のブピバカイン注射剤（マーカイン®注脊麻用0.5%等比重）などは、院外処方できないため、麻酔薬に限っては院内からの払い出しとなる。
☐　くも膜下鎮痛法による有害事象のモニタリング（麻酔薬による痺れや脱力などの神経遮断症状など、モルヒネによる掻痒感、嘔気・嘔吐、尿閉、呼吸抑制など）を実施する体制は十分か。

など

非がん患者にPCAポンプを利用して麻薬注射剤を投与できるの？

　疾患などによっては可能です。ただし、麻薬注射剤の保険適用となる効能・効果および診療報酬算定には注意が必要です。

①保険適用について

　各種麻薬注射剤の保険適用となる効能・効果は以下の**表4**の通りです（各薬剤の添付文書より。2019年10月31日時点）。例えば、モルヒネは非がん患者における激しい疼痛や咳嗽・下痢などにも使用可能ですが、オキファスト®注やナルベイン®注は各種がんにおける鎮痛にのみ使用可能であり、非がん患者への使用はできません。

◆表4

	保険適用（添付文書における効能・効果の記載）
モルヒネ塩酸塩注射液	(1) 激しい疼痛時における鎮痛・鎮静 (2) 激しい咳嗽発作における鎮咳 (3) 激しい下痢症状の改善及び手術後等の腸管蠕動運動の抑制 (4) 麻酔前投薬、麻酔の補助 (5) 中等度から高度の疼痛を伴う各種癌における鎮痛 ＊皮下・静脈内投与の場合
オキファスト®注	中等度から高度の疼痛を伴う各種癌における鎮痛
フェンタニル注射液	1.全身麻酔・全身麻酔における鎮痛 2.局所麻酔における鎮痛の補助 3.激しい疼痛（術後疼痛、がん性疼痛など）に対する鎮痛
ナルベイン®注	中等度から高度の疼痛を伴う各種癌における鎮痛

　ただし以下の通り、筋萎縮性側索硬化症、筋ジストロフィー患者に対するモルヒネ塩酸塩の使用は、保険適用となることが社会保険診療報酬支払基金より情報提供されています。

・社会保険診療報酬支払基金「審査情報提供事例」（平成23年9月）

→原則として、「モルヒネ塩酸塩【内服薬】・【注射薬】・【外用薬】」を「筋萎縮性側索硬化症（ALS）」、「筋ジストロフィーの呼吸困難時の除痛」に対して処方した場合、当該使用事例を審査上認める。

②診療報酬算定について

　PCAポンプを利用して麻薬注射剤を投与する場合は、在宅悪性腫瘍患者指導管理料が対象となります（詳細はp.47参照）。

　当該管理料および注入ポンプ加算の算定においては、以下の3疾患が対象とされています。
[対象]
・末期の悪性腫瘍
・筋萎縮性側索硬化症
・筋ジストロフィー

＊その他疾患について

　近年、慢性心不全や慢性閉塞性肺疾患などの患者に対するモルヒネ塩酸塩注射液の投与事例が多く報告されています。このような疾患に対するモルヒネ塩酸塩注射液の投与については、**表4**に示した保険適用となる効能・効果の範囲内で投与されます。しかし、このような疾患患者に対するモルヒネ塩酸塩注射液の投与にPCAポンプを利用した場合、診療報酬上の管理料および注入ポンプ加算は算定できないことに注意してください。

＊令和6年度の診療報酬改定に伴い、在宅悪性腫瘍患者指導管理料は在宅麻薬等注射指導管理料に名称変更されます。これにより、心不全又は呼吸器疾患の末期患者に対して麻薬注射剤を投与した場合も、該当要件を満たせば管理料や注入ポンプ加算を算定可能となります。

在宅医療でPCAポンプを利用する場合の診療報酬について教えて！

　医療機関が在宅患者に対してPCAポンプを利用する場合は、以下の診療報酬が対象となります。

> 在宅悪性腫瘍患者指導管理料　　1,500点

　管理料に加え、利用するポンプにより以下の加算が算定できます。

> ①CADD Legacy® PCA、CADD® Solis PIB、テルフュージョン®小型シリンジポンプの場合
> 　C161注入ポンプ加算　1,250点
> ②クーデック®エイミー®PCAの場合
> 　C166携帯型ディスポーザブル注入ポンプ加算　2,500点（p.29参照）

【在宅悪性腫瘍患者指導管理料】

　在宅における鎮痛療法または悪性腫瘍の化学療法を行っている入院中の患者以外の末期の患者に対して、当該療法に関する指導管理を行った場合算定する。

　「在宅における鎮痛療法又は悪性腫瘍の化学療法」とは、末期の悪性腫瘍又は筋萎縮性側索硬化症若しくは筋ジストロフィーの患者であって、持続性の疼痛があり鎮痛剤の経口投与では疼痛が改善しないため注射による鎮痛剤注入が必要なもの又は注射による抗悪性腫瘍剤の注入が必要なものが、在宅において自ら実施する鎮痛療法又は化学療法をいう。鎮痛療法とは、ブプレノルフィン製剤、モルヒネ塩酸塩製剤、フェンタニルクエン酸塩製剤、複方オキシコドン製剤、オキシコドン塩酸塩製剤、フルルビプロフェンアキセチル製剤又はヒドロモルフォン塩酸塩製剤を注射又は携帯型ディスポーザブル注入ポンプ若しくは輸液ポンプを用いて注入する療法をいう。

＊対象となる患者が末期であるかどうかは在宅での療養を行っている患者の診療を担う保険医の判断によるものとする。

　在宅悪性腫瘍患者共同指導管理料を算定する医師は、以下のいずれかの緩和ケアに関する研修を修了している者であること。

ア　「がん等の診療に携わる医師等に対する緩和ケア研修会の開催指針」（平成29年12月1日付け健発1201第2号厚生労働省健康局長通知）に準拠した緩和ケア研修会

イ　緩和ケアの基本教育のための都道府県指導者研修会（国立がん研究センター主催）等

＊令和6年度の診療報酬改定に伴い、在宅悪性腫瘍患者指導管理料は在宅麻薬等注射指導管理料に名称変更されます。これにより、心不全又は呼吸器疾患の末期患者に対して麻薬注射剤を投与した場合も、該当要件を満たせば管理料や注入ポンプ加算を算定可能となります。

PCAポンプと高カロリー輸液用ポンプの併用はできるの?

　可能です。ただし、診療報酬上の注入ポンプ加算の算定には注意が必要です。(p.47参照)
　高カロリー輸液を投与する際に利用される、カフティー®ポンプS(エア・ウォーター社)との併用を例に図を示します(**図28**)。テルフュージョン®ポンプ用チューブセット(コード番号:TS-P541F086、テルモ株式会社)の注入口にPCAポンプのルートを接続します。または先端のコネクター部分に三方活栓などを接続して、PCAポンプのルートを接続します。注入口からコネクターまでのチューブ内腔容量は5.2 mLです。したがって、より体に近いコネクター部分に接続するほうが、レスキュー投与された薬剤の体内への到達時間が早くなり、より速やかな効果発現を期待できます。
　ポンプを2台利用することで、患者の行動が制限される可能性もあります。そこでカフティー®ポンプSで利用可能なキャリーパック(**図29**)にPCAポンプを一緒に収納すれば、見た目にもかさばることはありませんし、チューブが絡まるリスクも低減します。

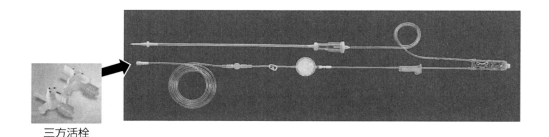

三方活栓

◆**図28**　テルフュージョン®ポンプ用チューブセット

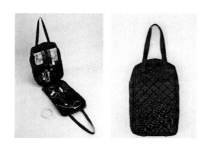

◆**図29**　カフティー®ポンプS専用のキャリーパック

PCAポンプと高カロリー輸液用ポンプを併用する場合の診療報酬について教えて！

　各ポンプを診療報酬の規定に則って使用する場合、以下の診療報酬が対象となります。

> PCAポンプ
> 在宅悪性腫瘍患者指導管理料　　1,500点
> C161注入ポンプ加算　1,250点
> or C166携帯型ディスポーザブル注入ポンプ加算　2,500点

> 高カロリー輸液用ポンプ
> 在宅中心静脈栄養法指導管理料　　3,000点
> 在宅中心静脈栄養法用輸液セット加算　2,000点
> C161注入ポンプ加算　1,250点

ここがポイント！

各管理料やポンプ加算は重複して算定できるの？

　筆者らの地域（石川県）では、機械式PCAポンプと高カロリー輸液用ポンプを併用する場合、上記の各管理料はいずれか1つのみ算定可能です。また、注入ポンプ加算はC161を重複して算定することは認められていません。一方、C161とC166の同時算定は認められる可能性があります。他の地域でも同様の解釈であることが多いようですが、診療報酬の算定については各地域で解釈が異なることもありますので、必ず事前にご確認ください。

＊令和6年度の診療報酬改定に伴い、在宅悪性腫瘍患者指導管理料は在宅麻薬等注射指導管理料に名称変更されます。

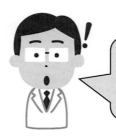

> 異なる管理料は重複して算定できません!!
> 通常、PCAポンプと輸液ポンプを併用する場合は、点数の高い在宅中心静脈栄養法指導管理料を、優先的に算定します。

調剤薬局が麻薬注射剤を調剤した際に算定可能な無菌製剤処理加算について教えて!

無菌製剤処理加算

注射薬について、別に厚生労働大臣が定める施設基準に適合しているものとして地方厚生局長等に届け出た保険薬局において、中心静脈栄養法用輸液、抗悪性腫瘍剤又は麻薬につき無菌製剤処理を行った場合は、1日につきそれぞれ69点、79点又は69点(6歳未満の乳幼児の場合においては、1日につきそれぞれ137点、147点又は137点)を加算する。

補足

ア 「無菌製剤処理」とは、無菌室・クリーンベンチ・安全キャビネット等の無菌環境の中で、無菌化した器具を使用し、無菌的な製剤を行うことをいう。

イ 注射薬調剤料の無菌製剤処理加算は、2以上の注射薬を無菌的に混合して(麻薬の場合は希釈を含む。)、中心静脈栄養法用輸液又は抗悪性腫瘍剤を製剤した場合に算定し、中心静脈栄養法用輸液又は抗悪性腫瘍剤又は麻薬を1日分製剤する毎にそれぞれ67点、77点又は67点(6歳未満の乳幼児の場合においては、1日分製剤する毎にそれぞれ137点、147点又は137点)を加算する。

(2019年12月31日時点)

×算定不可の例

・麻薬注射剤を生理食塩液などと混合せず、カセットやシリンジに原液のまま薬液を充填した場合
○算定可の例

・無菌的環境下で、麻薬注射剤を生理食塩液で希釈して、カセットやシリンジに充填した場合。

ここがポイント!

＊加算算定における日数の計算について

PCAポンプを利用した麻薬注射剤の投与の場合、持続投与量を途中で増量したり、レスキュー投与を頻回に使用することがあり得るため、事前に正確な製剤日数を決定することは困難です。そこで、当該加算を算定する際の日数の計算には、処方時における持続投与量から日数を計算します。このような計算方法に基づいて製剤日数を計算した場合、1暦月の加算対象となる日数がその暦月の実際の日数よりも多くなることも想定されます。この点について、筆者らが地方厚生局へ問い合わせた際の返答によれば、当該算定の仕組み上、問題ないとのことです。ただし、明確な疑義解釈は文書化されておらず、

各地域での解釈の相違も予想されます。事前に各地域ごとにお問い合わせください。

　算定例を以下に示します。

・１％モルヒネ注射液　　　　20 mL
・生理食塩液　　　　20 mL
以上を混合し、0.2 mL/hr で持続皮下投与する。レスキュー投与は1時間量に設定する。

　このような処方の場合、レスキュー投与を一切使用しない場合、200時間分（8日＋8時間分）の注射剤ということになり、8日分×69点＝552点を算定できます。念のため、処方箋には処方医が想定する投与日数を記載してもらいましょう。

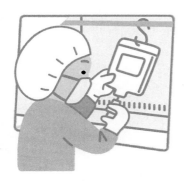

注意！！
麻薬注射剤を生理食塩液等で希釈せず、原液で使用する場合は、無菌的な充填業務を実施したとしても無菌製剤処理加算は算定できません！

＊令和6年度診療報酬改定により、麻薬注射剤を希釈しない場合でも無菌製剤処理加算の算定が可能となりました。

麻薬注射剤の廃棄について教えて！

　調剤薬局では、麻薬及び向精神薬取締法に基づいて、麻薬の廃棄・届出をする必要があります。

麻薬及び向精神薬取締法より抜粋

（廃棄）第29条

麻薬を廃棄しようとする者は、麻薬の品名及び数量並びに廃棄の方法について都道府県知事に届け出て、当該職員の立会いの下に行わなければならない。ただし、麻薬小売業者又は麻薬診療施設の開設者が、厚生労働省令で定めるところにより、麻薬処方せんにより調剤された麻薬を廃棄する場合は、この限りでない。

（廃棄の届出）第35条第2項

麻薬小売業者又は麻薬診療施設の開設者は、第29条ただし書の規定により、麻薬処方せんにより調剤された麻薬を廃棄したときは、30日以内に、その麻薬の品名及び数量その他厚生労働省令で定める事項を都道府県知事に届け出なければならない。

麻薬注射剤の施用残液の廃棄（施用に伴う消耗）

　麻薬注射剤の施用残液及びIVH（中心静脈への点滴注射）に麻薬注射剤を注入して用いたものの残液は、都道府県知事に届け出ることなく、麻薬管理者（麻薬管理者がいない麻薬診療施設においては麻薬施用者）が、麻薬診療施設の他の職員の立会いの下に放流、焼却等の適切な方法で廃棄。

ここがポイント！

・調剤済み麻薬注射剤の施用残液に関しては、調剤済み麻薬廃棄届の提出は不要です。
・麻薬注射剤の廃棄は、下水へ放流することにより実施してください。

在宅PCAの模擬事例①：基本的な麻薬注射剤導入例

オキシコンチン®TR錠40 mg/日の定期内服とオキノーム®散5 mgの頓服処方で疼痛マネジメントを図ってきた患者が状態悪化により内服困難となった。そこでオキファスト®注へのスイッチングを検討したい。

ポイント① オキファスト®注の1日当たりの用量を決めましょう。（p.34**表1**参照）
オキシコンチン®TR錠40 mg/日＝オキファスト®注30 mg/日
0.5%オキファスト®注（1%注射液を生理食塩液で2倍希釈したもの）を0.2 mL/hr（4.8 mL/日）で持続皮下投与すれば、24 mg/日となります。
※換算表で求めた用量（30 mg/日）より少ないですが、筆者らは**表2**（p.35）を参照して近似値に設定しています。オピオイドスイッチング時は、換算量よりも少ない量に設定して、過度な副作用等がないことを確認する場合も多くあります。

ポイント② オキファスト®注の持続投与開始のタイミングは？
→オキシコンチン®TR錠の最終服用時点から12時間後にオキファスト®注の持続投与を開始します。（p.37参照）

ポイント③ 持続投与開始前にPCAポンプのレスキュー投与機能だけを使用したい場合は？
→CADD® Solis PIB / CADD Legacy® PCA、クーデック®エイミー®PCAを利用して、持続投与を0 mL/hr、レスキュー投与のみを0.2 mLに設定すれば対応可能です。テルフュージョン®小型シリンジポンプでは、このような設定はできません。

ポイント④ 実際の処方はどのようにすればよい？
→処方量は、レスキュー投与の頻回使用の可能性を考慮し、次回診察日まで十分に足りる量を処方してください。
例）本症例において医師が7日後に次回訪問診療をする予定であれば、オキファスト®注の使用量（持続投与分）は4.8 mL/日×7日＝33.6 mLとなります。持続投与量を途中で増量することや、レスキュー投与を頻回に使用するなどの可能性を考慮して、薬液は50 mL以上は充填する必要があるでしょう。

処方箋記載例
・オキファスト®注（50 mg/5 mL）　5A
・生理食塩液 50 mL　　　　　　　　1瓶
コメント：CADD Legacy® PCAにて0.2 mL/hrで持続皮下注射する。レスキュー投与は1時間分早送り、ロックアウトタイム30分とする。生理食塩液は25 mL使用する。
＊7日分として本注射剤を処方する。

在宅PCAの模擬事例②：高用量フェンタニル貼付剤から麻薬注射剤へのスイッチング

フェントス®テープ8 mgとオプソ®内服液20 mgの頓服で疼痛マネジメントを図っている患者。呼吸苦症状の増悪によりオプソ®内服液の使用量が頻回となってきたうえ、嚥下機能の低下も見られる。そこで、モルヒネ注へのスイッチングを検討したい。

ポイント① モルヒネ注の1日当たりの用量を決めましょう。(p.34**表1**参照)
→フェントス®テープ8 mg／日＝モルヒネ注80〜120 mg/日
しかし、高用量のフェンタニル貼付剤を使用している場合、段階的なスイッチングが望ましいです。これは、モルヒネに対する忍容性や効果に関する予測がつかないためです。また、異なるオピオイド間では交差耐性が不完全であるため、使用していたオピオイドの鎮痛効果に関して患者が耐性を獲得した場合でも、オピオイドの種類を変更することによって、鎮痛効果の回復を期待できる可能性があります。そのため、等量換算比でのスイッチングを行うと、過量投与となる可能性があります。そこで、まず1段階目として半量のフェントス®テープ4 mg分をモルヒネ注にスイッチングします。この時、1%モルヒネ注を0.2 mL/hr（4.8 mL／日）で持続皮下投与すれば、48 mg/日となります。この際、レスキュー投与の設定は2時間量に設定してもよいでしょう。その後、モルヒネ注に対する忍容性、効果が確認できれば、2段階目として残りのフェントス®テープ4 mgを中止して、モルヒネ注にスイッチングします。

ポイント② モルヒネ注の持続投与開始のタイミングは？
→フェントス®テープを剥離後した後、血中フェンタニル濃度が50%減少するのに17時間以上かかるため、モルヒネ注の持続投与開始タイミングは適切に判断する必要があります（フェントス®テープ添付文書参照）。そこで、まずはフェントス®テープを剥離し、持続投与量は0 mL/hrに設定したうえで、レスキュー投与のみ使用できるように設定します。その後、患者の疼痛モニタリングをしながら持続投与を開始します。筆者らは、6〜12時間程度のモニタリング期間（持続投与を行わない時間）が経過した後、持続投与を開始しています。

処方箋記載例
・1%モルヒネ注射液50 mg（5 mL） 10A
　　上記をCADD Legacy® PCAにて0.2 mL/hrで持続皮下注射する。レスキュー投与は2時間分早送り、ロックアウトタイム30分とする。ただし、持続投与の開始は、フェントス®テープ4 mg分を剥離した12時間後とする。

在宅PCAの模擬事例③：低用量麻薬注射剤の使用に おけるテルフュージョン®小型シリンジポンプの利用例

テルフュージョン®小型シリンジポンプは、5 mL、10 mLシリンジを使用するため、ランニングコストを大幅に抑えることができます。しかし、充填可能な薬液量が最大10 mLであるため、高用量の麻薬注射剤投与には不適であることが短所です。ここではテルフュージョン®小型シリンジポンプが適用となる事例についてご紹介します。

> MSコンチン®錠20 mgを定時内服している患者が嚥下困難となったため、モルヒネ注へスイッチングしたい。

ポイント① モルヒネ注の1日当たりの用量を決めましょう。（p.34**表1**参照）
→MSコンチン®錠20 mg／日＝モルヒネ注約6〜10 mg／日
0.25%モルヒネ注を0.1 mL/hr（2.4 mL／日）で持続皮下投与すれば、6 mg／日となります。

ポイント② ポンプの機種選択はどうするか？
→麻薬が低用量であるため、使用する薬液量も少ないです。そのため、テルフュージョン®小型シリンジポンプを使用すれば、低コストでのPCA運用が可能です。

> **処方箋記載例**
> 1%モルヒネ塩酸塩注射液50 mg（5 mL）　1A
> 生理食塩液20 mL　　　　　　　　　　　1本
> コメント：テルフュージョン®小型シリンジポンプにて0.1 mL/hrで24時間持続皮下注射する。レスキュー投与は1時間分早送り、ロックアウトタイム30分とする。生理食塩液は15 mL使用する。
> ＊7日分として本注射剤を処方する。

上記処方に従い、調剤薬局の薬剤師は2筒のシリンジに薬液を充填する。1筒で3〜4日程度はもつため、週2回程度シリンジを交換する。

索 引

メモ

メモ

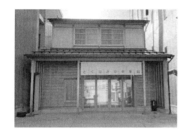

とくひさ中央薬局 在宅医療部について

とくひさ中央薬局は石川県金沢市の調剤薬局です。2013年より、在宅訪問業務に特化した在宅医療部を設立し、がん患者の終末期在宅医療の支援を積極的に実施して参りました。現在4人の在宅医療専任薬剤師が所属しており、これまでに700人以上の終末期がん患者の訪問を実施しました。そのなかで、PCAポンプのレンタル業務も実施しています。現在は3種類、計12台のPCAポンプを保有しており、これまでに約20の医療機関に対してレンタルおよび在宅利用支援を実施しました。

とくひさ中央薬局 在宅医療部責任者
小林星太（薬学博士、緩和薬物療法認定薬剤師）

在宅緩和ケアにおける
PCAポンプ実践ハンドブック
－疼痛コントロールのための使いこなしテクニック－

2021 年 11 月 10 日	初版第 1 刷発行
2024 年 4 月 10 日	第 2 版第 1 刷発行

著　者　とくひさ中央薬局 在宅医療部
発行人　宮定久男
発行所　有限会社フジメディカル出版
　　　　大阪市北区同心 2-4-17　〒530-0035
　　　　TEL 06-6351-0899 ／ FAX 06-6242-4480
印刷所　奥村印刷株式会社

©2021 printed in JAPAN

ISBN978-4-86270-178-7